AF582329

Henri LAMARQUE
N CHEF DE CLINIQUE CHIRURGICALE
AIDE DE CLINIQUE
S MALADIES DES VOIES URINAIRES
A LA FACULTÉ DE MÉDECINE

UN CAS

DE PLEURÉSIE PURULENTE

CHEZ L'ENFANT

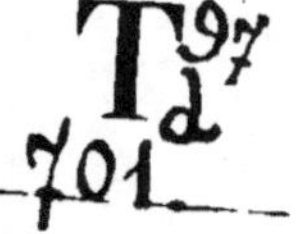

BORDEAUX
IMPRIMERIE G. GOUNOUILHOU
11 — RUE GUIRAUDE — 11

1895

UN CAS

DE

PLEURÉSIE PURULENTE

CHEZ L'ENFANT

UN CAS

DE PLEURÉSIE PURULENTE

CHEZ L'ENFANT[1]

L'observation que j'ai l'honneur de communiquer à la Société de Médecine et de Chirurgie de Bordeaux est celle d'une petite fille de trois ans et demi à qui j'ai pratiqué l'opération de l'empyème pour une pleurésie purulente.

Si j'ai cru utile de présenter cette observation avec quelques réflexions qu'elle m'a suggérées, c'est qu'elle n'a pas offert le type le plus fréquent de la pleurésie purulente chez l'enfant et qu'elle m'a paru contribuer à faire voir que, contrairement à l'opinion antérieurement admise et ainsi que l'on commence à le dire, il n'y a pas lieu de faire de l'empyème chez l'enfant une classe à part.

Il est, en effet, d'usage de grouper dans un chapitre spécial la pleurésie infantile, s'appuyant sur ce fait qu'à cette période de la vie elle prend une allure particulière et qu'elle est généralement bénigne. Or, si la terminaison de l'empyème chez l'enfant est ordinairement favorable, ce n'est pas à cause de l'âge du malade, mais parce que le microbe qui le produit le plus

(1) Travail envoyé par l'auteur à l'appui de sa candidature au titre de membre titulaire de la Société de Médecine et de Chirurgie de Bordeaux.

souvent à cette époque donne presque toujours naissance à des infections bénignes; on sait, en effet, que la pleurésie purulente est presque toujours occasionnée chez les jeunes sujets par le pneumocoque; l'on sait aussi que cet organisme infectieux a une faible vitalité et que sa virulence s'éteint rapidement.

Mais si la pleurésie est produite par un autre agent infectieux, le streptocoque ou le staphylocoque par exemple, pas plus chez l'enfant que chez l'adulte, on n'observera de résorption spontanée; on ne pourra pas davantage espérer une terminaison favorable à la suite d'une simple ponction; la pleurésie comportera le même pronostic et commandera la même intervention, ainsi que le montre nettement une fois de plus l'observation suivante :

P... (Adrienne), trois ans et demi, n'a jamais été malade depuis sa naissance. Elle a deux frères ou sœurs. Les parents sont bien portants. Aucun antécédent tuberculeux dans la famille.

Le 10 décembre 1893. — Cette enfant est prise à l'école d'un froid subit, elle devient livide et a une syncope. On la ramène en toute hâte chez ses parents qui, le lendemain matin, la conduisent à la consultation de l'hôpital des Enfants, où l'on reconnaît l'existence d'une broncho-pneumonie. On ordonne deux mouches de Milan et une potion.

Le diagnostic est confirmé les jours suivants par les Drs Dupeux et Barincou, qui voient l'enfant successivement et donnent aux parents le conseil de la mettre à l'hôpital. Ceux-ci, malgré leur dénuement complet, repoussent cette idée et se contentent de faire prendre à la petite malade les potions ordonnées et de lui mettre des deux côtés plusieurs vésicatoires.

Les symptômes présentés par la fillette étaient : fièvre intense et continue, point de côté très accentué au-dessous du mamelon gauche, sueurs abondantes, toux fréquente, inappétence absolue, sommeil court et agité.

Les jours suivants, le point de côté s'accentue; l'enfant se plaint constamment et montre qu'elle ressent une vive douleur au point mentionné plus haut; elle reste couchée constamment du côté gauche. La toux est plus fréquente lorsqu'on la couche du côté droit.

Du 25 au 31 décembre. — Elle a eu des frissons de durée plus ou moins longue et d'une manière irrégulière. De temps en temps, quelques vomissements.

Tel est le récit symptomatique qui m'est fait lorsque je suis appelé par les parents le 1er janvier 1894. Je constate, en outre, que la fièvre est vive, le pouls rapide et dur, la figure bouffie avec les deux pommettes très rouges, le reste du corps considérablement amaigri. L'enfant a constamment une petite toux, ordinairement sèche, parfois plus grasse et suivie de l'expulsion de mucosités assez épaisses.

A la percussion, je trouve en avant de la sonorité exagérée du côté droit, de la diminution de la sonorité à gauche; en arrière, de la submatité des deux côtés, plus accentuée à gauche, où elle arrive presque à la matité dans la moitié inférieure.

A l'auscultation, on entend en avant des râles muqueux des deux côtés; la respiration est exagérée à droite; en arrière à droite, quelques râles fins, humides de haut en bas; à gauche, les râles sont plus rares; on a de ce côté la sensation d'une induration pulmonaire légère; le murmure vésiculaire s'entend partout des deux côtés. Les vibrations thoraciques ne sont perceptibles d'aucun côté. Rien à noter du côté du cœur, dont les battements sont précipités et violents. J'ordonne une potion tonique à l'extrait de quinquina, caféine et aconit et un vésicatoire de chaque côté en arrière. Je fais prendre également 20 centigrammes de quinine à renouveler les jours suivants.

Le 3 janvier. — Même état; les râles du côté droit ont considérablement diminué. Je continue le traitement.

Le 6. — Le côté droit va de mieux en mieux; les râles deviennent de plus en plus fins et rares; la sonorité est plus grande; du côté gauche, même état, avec cependant une légère diminution des râles constatés antérieurement. Deux autres vésicatoires sont appliqués immédiatement au-dessus des premiers.

Le 20. — Dans les visites faites du *6 au 20*, j'ai constaté que l'inflammation broncho-pulmonaire avait complètement disparu à droite; qu'elle était insignifiante à gauche, mais qu'il y avait de ce côté un épanchement dans la plèvre, épanchement assez abondant, puisque je trouvais de la matité absolue du sommet à la base.

Les signes sthétoscopiques étaient : en avant et à droite, sonorité exagérée; respiration bruyante, ayant le type de la respiration supplémentaire; à gauche, submatité, si ce n'est au-dessous de la clavicule où existait une faible sonorité; murmure vésiculaire très perceptible, avec quelques râles fins de loin en loin. En arrière et à droite, sonorité paraissant un peu exagérée, murmure vésiculaire très accentué, quelques râles humides à la base; à gauche, matité dans toute la hauteur du poumon s'étendant sous l'aisselle. Les vibrations thoraciques sont nulles; je dois dire que je ne les ai pas non plus perçues à droite, ce qui est attribuable au faible retentissement de la voix chez cette enfant émaciée et affaiblie. A l'auscultation, le murmure vésiculaire s'entend avec la plus grande netteté, quoique bien moins intense que du côté droit, où la respiration paraît être nettement supplémentaire. Quelques râles fins sont perceptibles. L'état général est de plus en plus mauvais; la fièvre est continue, avec exacerbation vespérale manifeste; j'ai à plusieurs reprises appliqué le thermomètre qui marquait, le matin, de 38° à 38°6 et, le soir, de 39°2 à 39°7. Le pouls est plus petit qu'au début; il est très rapide et marque constamment 120 à 130 pulsations. L'enfant prend à peine deux tasses de lait par jour; l'agitation est extrême, le sommeil nul, la toux incessante. Je propose une thoracentèse, que les parents finissent par accepter et qui est pratiquée le 23 janvier.

Le 23. — Ponction au niveau du septième espace intercostal, un peu en arrière de la ligne axillaire, qui donne issue à 400 grammes d'un pus jaune, bien lié et très épais. Ces caractères me paraissent confirmer mon diagnostic de pleurésie à pneumocoques, ainsi que semblait l'indiquer le mode de début de la maladie par une inflammation broncho pulmonaire. Je pratique un grand lavage au sublimé au $\frac{1}{3000}$. L'enfant supporte bien l'opération; le soir, la fièvre est moins intense.

Les jours suivants, elle disparaît complètement; la malade demande à manger; elle tousse beaucoup moins et dort assez bien la nuit.

Le pus, examiné par mon excellent ami le Dr Sabrazès avec son obligeance habituelle, contient des streptocoques, contrairement à mes prévisions.

Le 30. — La toux devient plus fréquente; la fièvre du soir commence à reparaître, l'appétit subsiste cependant. La sonorité, qui était un peu revenue après la ponction, disparaît de nouveau; en un mot le liquide se reforme.

Je propose aux parents une pleurotomie, qui est enfin pratiquée le *17 février* avec l'aide du Dr Monod, qui ayant antérieurement soigné la mère à l'hôpital, veut bien s'intéresser à elle et me prêter son précieux concours. Après anesthésie locale à l'éther, je fais très facilement dans le septième espace intercostal une incision de trois centimètres, située à sept centimètres de la colonne vertébrale, à deux centimètres au-dessous et un peu en dehors de l'angle de l'omoplate et qui donne issue à du pus ayant les mêmes caractères que lors de la ponction. J'introduis avec une assez grande facilité deux tubes accolés, de quinze centimètres de longueur, qui assurent l'écoulement facile du pus et je pratique un grand lavage au sublimé.

Le 18 février. — L'enfant va bien, le pouls est à 100 pulsations, la température paraît normale, la toux est encore assez fréquente, la petite malade demande à manger. Le pus s'écoule facilement ; je fais un lavage à l'eau boriquée, qui est ensuite fait tous les matins par la mère.

Le 20. — L'enfant émet quelques crachats épais et franchement rosés. Le lendemain, ils ne contiennent plus de sang ; la toux diminue tous les jours.

Le 2 mars. — La fillette commence à marcher ; elle a engraissé visiblement ; elle mange avec appétit et ne tousse presque plus.

Je n'insisterai pas sur les détails du raccourcissement des tubes, qui sont enlevés le *20 mars*, ni de la diminution progressive de l'écoulement du pus. La guérison se fait rapidement, A la fin du mois, l'enfant peut être considérée comme guérie.

Je la revois le *12 mai ;* elle ne tousse plus du tout et mange avec appétit. On trouve de la submatité du côté gauche ; le murmure vésiculaire est amoindri. Il n'y a pas de déformation du thorax ; cependant l'épaule est un peu plus basse que celle du côté sain.

Mais, à la fin de *juillet,* cette déformation même n'existe plus. La symétrie thoracique est parfaite ; l'enfant va très bien.

Cette pleurésie, développée chez une enfant de trois ans et demi, s'est éloignée du type ordinaire de l'empyème infantile qui est le plus souvent produit par le pneumocoque, ainsi que l'ont montré les recherches de Netter ; et ce fait est d'autant plus intéressant que l'épanchement s'est déclaré après une broncho-pneumonie double. Il y avait donc tout lieu de croire qu'il s'agissait d'une de ces pleurésies qu'on a désignées sous le nom de *métapneumoniques ;* et cependant, un examen plus attentif des symptômes aurait pu faire penser que le streptocoque devait être incriminé.

En effet, et j'insiste sur ce point, le début de la pleurésie streptococcique est traînant et insidieux ;

l'épanchement se produit lentement; or, chez notre malade, à part la submatité déjà constatée à ma première visite, les autres signes d'un épanchement ne se montrèrent nettement que vers le 10 janvier, soit près d'un mois après le début de la maladie.

D'autre part, si l'empyème à pneumocoques a une évolution plus rapide, il est ordinairement plus limité et on sait qu'il s'enkyste facilement. De plus, la réaction générale est bien moins vive, la fièvre peut être assez forte au début; mais elle cède généralement vite et ne détermine jamais de grandes oscillations, comme dans la pleurésie à streptocoques. Or, chez notre petite malade, l'ascension vespérale était des plus nettes.

Je noterai maintenant un symptôme assez intéressant, sur lequel Cadet de Gassicourt a appelé l'attention et qui était des plus nets dans le cas présent : à savoir que, chez l'enfant, l'absence de murmure vésiculaire n'est pas constante dans les pleurésies et tout particulièrement dans les pleurésies purulentes; on peut être ainsi amené à prédire la nature purulente d'un épanchement quand, en même temps que les autres signes caractéristiques des collections pleurales, on trouve le bruit respiratoire persistant.

Chez cette petite malade ce symptôme était des plus nets; le murmure vésiculaire s'entendait très nettement, quoique plus faiblement que du côté opposé.

Je signalerai rapidement les caractères du pus que j'ai retiré par la ponction: il était jaune, très épais et se rapprochait beaucoup du pus pneumococcique, contrairement à celui des pleurésies à streptocoques qui sont très souvent plutôt séro-purulentes.

Une fois mon diagnostic de pleurésie purulente nettement établi, l'intervention était formellement indiquée : évacuer le pus est la ligne de conduite toute tracée.

En effet, si les pleurésies à pneumocoques peuvent se résorber spontanément chez les enfants, et je rappellerai seulement un remarquable exemple rapporté par M. Netter chez un enfant de trois ans du service de M. Cadet de Gassicourt, le fait est des plus rares ; dans les cas ordinaires, il est nécessaire d'évacuer le pus ; la ponction remplit parfaitement ce but sans qu'il soit nécessaire d'y ajouter les lavages. En effet, si l'on se rappelle que la vitalité du pneumocoque est faible, on comprendra que sitôt la poussée aiguë du début terminée, la collection purulente n'est plus pour ainsi dire qu'un reliquat d'une pleurésie éteinte.

Telle n'a cependant pas été ma conduite : j'ai fait suivre l'évacuation du pus d'un grand lavage au sublimé au $\frac{1}{3000}$. A-t-il été utile ? Non évidemment, puisqu'il n'a pas empêché le pus de se reformer rapidement. Le lavage de la plèvre est donc inutile après la thoracentèse, car, ou bien l'on a affaire au pneumocoque et alors la virulence est déjà éteinte ; ou bien le pus est dû au streptocoque : la thoracentèse est inefficace dans ce cas et la pleurotomie est nécessaire.

Ce qui ne veut pas dire qu'une thoracentèse sans lavage suffise toujours à guérir la pleurésie à pneumocoque ; il est quelquefois nécessaire de faire plusieurs ponctions et même de recourir à la pleurotomie ; on peut dire cependant que, dans cette forme de l'empyème, la guérison est la règle après une ou plusieurs ponctions.

Mais, si l'épanchement est sous la dépendance des microbes pyogènes, il faut opérer sans tarder ; les enfants réagissent mal à l'infection par le streptocoque ou le staphylocoque, leur état devient en général inquiétant et l'on n'est pas tenté de faire, chez eux, de nombreux essais de thoracentèse, malgré les quelques cas de guérison obtenus par ce moyen, notamment celui que M. Cadet de Gassicourt a communiqué à la Société médicale des Hôpitaux dans la séance du 26 juillet 1889, d'une enfant chétive et affaiblie, chez laquelle une seule ponction, ayant donné issue à 500 grammes d'un liquide séro-purulent, suffit pour amener la guérison. Le liquide, examiné par M. Netter, ne contenait que des streptocoques.

Aussi, dès que je sus que j'avais affaire à une pleurésie à streptocoque, je résolus de recourir à la pleurotomie si, comme je le pressentais, le pus se reproduisait; et, en effet, après une amélioration très sensible, ayant duré une huitaine de jours et peut-être due à la stérilisation momentanée de la cavité par l'injection antiseptique que j'avais pratiquée, les oscillations thermiques se reproduisirent et l'enfant reprit son aspect abattu des jours précédents. Le pus était reformé, la pleurotomie s'imposait sans retard.

Je craignais que l'introduction des tubes ne fût difficile à cause de l'étroitesse de l'espace intercostal; il n'en a rien été et je pus sans peine introduire deux tubes accolés destinés à faire des lavages antiseptiques.

Cette question des lavages a été controversée. Certains auteurs ont prétendu qu'ils faisaient plus de mal que de bien, à cause de leur action mécanique de refoulement du poumon et de la rupture des adhérences formées. Je ne crois pas la raison valable, si l'on applique un double tube drainant la cavité; car en poussant doucement l'injection, elle revient au fur et à mesure par le second tube sans qu'il y ait dans la poche la moindre pression et par conséquent la moindre distension. En tous cas, un grand lavage, immédiatement après l'opération, est toujours indiqué, car il ne peut détacher des adhérences qui n'existent pas encore et, par contre, exerce une action destructive sur les organismes pathogènes.

Les lavages ultérieurs sont toujours indiqués si la fièvre persiste et si le pus devient fétide. Je les ai continués malgré l'absence de ces symptômes; la guérison s'est faite très rapidement et je crois pouvoir affirmer que ces lavages, loin de la retarder, ont accéléré la cicatrisation par leur action détersive et microbicide. En effet, le pus, examiné huit jours après l'empyème, était devenu pour ainsi dire stérile et ne contenait que de très rares streptocoques, presque tous isolés.

On voudra bien me pardonner ces quelques réflexions, un peu longues peut-être; elles m'ont été suggérées par les diverses particularités de l'observation que je viens de rapporter et que j'ai voulu mettre en relief.

Si je me suis arrêté quelques instants à parler de la pleurotomie, c'est pour montrer qu'elle peut être pratiquée facilement, même chez des enfants en bas âge, et qu'il est inutile de recourir aux diverses méthodes destinées à la remplacer et qui présentent toutes des inconvénients plus ou moins nombreux.

La pleurotomie doit rester l'opération de choix; son exécution est des plus faciles, même chez les jeunes enfants; elle ne présente aucun danger, même chez des sujets très affaiblis; elle remplit complètement toutes les indications et procure des guérisons plus rapides que les autres méthodes.

Bordeaux. - Imp. G. Gounouilhou, rue Guiraude, 11

www.ingramcontent.com/pod-product-compliance
Lightning Source LLC
LaVergne TN
LVHW050521160826
845677LV00004B/1249

* 9 7 8 2 3 2 9 6 3 2 1 6 2 *